My-Can

Planner

Stacey Braddish

~ PERSONAL DETAILS ~

Personal Details

Name:	
Date of Birth:	
Allergies:	
Blood Type:	
Weight:	
Height:	
Diagnoses:	
Contact Number:	
Address:	
Additional Info:	

Emergency Contact 1:	
Name:	
Phone:	
Relationship:	
Details:	

Emergency Contact 2:	
Name:	
Phone:	
Relationship:	
Details:	

~ MEDICAL DETAILS ~

Cancer Details:

Type:	Date of Diagnosis:

Other details:

Oncologist:

Name:	
Phone:	
Address:	
Email:	

Nurse:

Name:	
Phone:	
Address:	
Email:	

Support Team:

Name:	Role:	Details:

General Practitioner / Primary Dr:

Name:	
Phone:	
Address:	
Email:	

Insurance Details:

Name:	
Policy number:	
Plan:	
Contact Number:	

~ APPOINMENTS AT A GLANCE ~

JANUARY

DATE	DETAILS

FEBRUARY

DATE	DETAILS

MARCH

DATE	DETAILS

APRIL

DATE	DETAILS

MAY

DATE	DETAILS

JUNE

DATE	DETAILS

~ APPOINMENTS AT A GLANCE ~

JULY

DATE	DETAILS

AUGUST

DATE	DETAILS

SEPTEMBER

DATE	DETAILS

OCTOBER

DATE	DETAILS

NOVEMBER

DATE	DETAILS

DECEMBER

DATE	DETAILS

~ APPOINTMENT NOTES ~

Date:	Doctor:
Reason:	Location:

Questions for Doctor:

-
-
-
-

Notes: _____

_____

_____

_____

Date:	Doctor:
Reason:	Location:

Questions for Doctor:

-
-
-
-

Notes: _____

_____

_____

_____

~ APPOINTMENT NOTES ~

Date:	Doctor:
Reason:	Location:

Questions for Doctor:

-
-
-
-

Notes: _____

_____

_____

_____

Date:	Doctor:
Reason:	Location:

Questions for Doctor:

-
-
-
-

Notes: _____

_____

_____

_____

~ APPOINTMENT NOTES ~

Date:	Doctor:
Reason:	Location:

Questions for Doctor:

-
-
-
-

Notes: _____

_____

_____

_____

Date:	Doctor:
Reason:	Location:

Questions for Doctor:

-
-
-
-

Notes: _____

_____

_____

_____

~ APPOINTMENT NOTES ~

Date:	Doctor:
Reason:	Location:

Questions for Doctor:

-
-
-
-

Notes: _____

_____

_____

_____

Date:	Doctor:
Reason:	Location:

Questions for Doctor:

-
-
-
-

Notes: _____

_____

_____

_____

~ APPOINTMENT NOTES ~

Date:	Doctor:
Reason:	Location:

Questions for Doctor:

-
-
-
-

Notes: _____

_____

_____

_____

Date:	Doctor:
Reason:	Location:

Questions for Doctor:

-
-
-
-

Notes: _____

_____

_____

_____

~ APPOINTMENT NOTES ~

Date:	Doctor:
Reason:	Location:

Questions for Doctor:

-
-
-
-

Notes: _____

_____

_____

_____

Date:	Doctor:
Reason:	Location:

Questions for Doctor:

-
-
-
-

Notes: _____

_____

_____

_____

~ APPOINTMENT NOTES ~

Date:	Doctor:
Reason:	Location:

Questions for Doctor:

-
-
-
-

Notes: _____

_____

_____

_____

Date:	Doctor:
Reason:	Location:

Questions for Doctor:

-
-
-
-

Notes: _____

_____

_____

_____

~ APPOINTMENT NOTES ~

Date:	Doctor:
Reason:	Location:

Questions for Doctor:

-
-
-
-

Notes: _____

_____

_____

_____

Date:	Doctor:
Reason:	Location:

Questions for Doctor:

-
-
-
-

Notes: _____

_____

_____

_____

Month & Year _____

Appointments:	Monday	Tuesday	Wednesday
Treatments:			
Important dates:			

THIS MONTH'S **TRACKER:**

Symptoms:	1	2	3	4	5	6	7	8	9	10	11	12	13	14	15	16	17	18	19	20	21	22	23	24	25	26	27	28	29	30	31

Thursday	Friday	Saturday	Sunday

<table>
<tr>
<td>

THIS MONTH'S **PRIORITIES:**

-
-
-
-
-
-

</td>
<td>

THIS MONTH'S **NOTES:**

-
-
-
-
-

</td>
</tr>
</table>

Month & Year _____

Appointments:	Monday	Tuesday	Wednesday
Treatments:			
Important dates:			

THIS MONTH'S **TRACKER:**

Symptoms:	1	2	3	4	5	6	7	8	9	10	11	12	13	14	15	16	17	18	19	20	21	22	23	24	25	26	27	28	29	30	31

Thursday	Friday	Saturday	Sunday

THIS MONTH'S **PRIORITIES:**

-
-
-
-
-
-

THIS MONTH'S **NOTES:**

-
-
-
-
-

Month & Year _____

Appointments:	Monday	Tuesday	Wednesday
	⬤	⬤	⬤
Treatments:	⬤	⬤	⬤
	⬤	⬤	⬤
Important dates:	⬤	⬤	⬤
	⬤	⬤	⬤

THIS MONTH'S **TRACKER:**

Symptoms:	1	2	3	4	5	6	7	8	9	10	11	12	13	14	15	16	17	18	19	20	21	22	23	24	25	26	27	28	29	30	31

Thursday	Friday	Saturday	Sunday

THIS MONTH'S **PRIORITIES:**

-
-
-
-
-
-

THIS MONTH'S **NOTES:**

-
-
-
-
-

Month & Year _____

Appointments:	Monday	Tuesday	Wednesday
Treatments:			
Important dates:			

THIS MONTH'S **TRACKER:**

Symptoms:	1	2	3	4	5	6	7	8	9	10	11	12	13	14	15	16	17	18	19	20	21	22	23	24	25	26	27	28	29	30	31

Thursday	Friday	Saturday	Sunday

THIS MONTH'S **PRIORITIES:**
-
-
-
-
-
-

THIS MONTH'S **NOTES:**
-
-
-
-
-

Month & Year _____

Appointments:	Monday	Tuesday	Wednesday
Treatments:			
Important dates:			

THIS MONTH'S **TRACKER:**

Symptoms:	1	2	3	4	5	6	7	8	9	10	11	12	13	14	15	16	17	18	19	20	21	22	23	24	25	26	27	28	29	30	31

Thursday	Friday	Saturday	Sunday

THIS MONTH'S **PRIORITIES:**

-
-
-
-
-
-

THIS MONTH'S **NOTES:**

-
-
-
-

Month & Year _____

Appointments:	Monday	Tuesday	Wednesday
Treatments:			
Important dates:			

THIS MONTH'S **TRACKER:**

Symptoms:	1	2	3	4	5	6	7	8	9	10	11	12	13	14	15	16	17	18	19	20	21	22	23	24	25	26	27	28	29	30	31

Thursday	Friday	Saturday	Sunday

THIS MONTH'S **PRIORITIES:**

-
-
-
-
-
-

THIS MONTH'S **NOTES:**

-
-
-
-

Month & Year _____

Appointments:	Monday	Tuesday	Wednesday
Treatments:			
Important dates:			

THIS MONTH'S **TRACKER:**

Symptoms:	1	2	3	4	5	6	7	8	9	10	11	12	13	14	15	16	17	18	19	20	21	22	23	24	25	26	27	28	29	30	31

Thursday	Friday	Saturday	Sunday

Month & Year _____

Appointments:	Monday	Tuesday	Wednesday
Treatments:			
Important dates:			

THIS MONTH'S **TRACKER:**

Symptoms:	1	2	3	4	5	6	7	8	9	10	11	12	13	14	15	16	17	18	19	20	21	22	23	24	25	26	27	28	29	30	31

Thursday	Friday	Saturday	Sunday

THIS MONTH'S **PRIORITIES:**

-
-
-
-
-
-

THIS MONTH'S **NOTES:**

-
-
-
-
-

Month & Year _____

Appointments:	Monday	Tuesday	Wednesday
Treatments:			
Important dates:			

THIS MONTH'S **TRACKER:**

Symptoms:	1	2	3	4	5	6	7	8	9	10	11	12	13	14	15	16	17	18	19	20	21	22	23	24	25	26	27	28	29	30	31

Thursday	Friday	Saturday	Sunday

<table>
<tr><td>THIS MONTH'S PRIORITIES:</td><td>THIS MONTH'S NOTES:</td></tr>
</table>

THIS MONTH'S **PRIORITIES:**

-
-
-
-
-
-

THIS MONTH'S **NOTES:**

-
-
-
-
-

Month & Year _____

Appointments:	Monday	Tuesday	Wednesday
Treatments:			
Important dates:			

THIS MONTH'S **TRACKER:**

Symptoms:	1	2	3	4	5	6	7	8	9	10	11	12	13	14	15	16	17	18	19	20	21	22	23	24	25	26	27	28	29	30	31

Thursday	Friday	Saturday	Sunday

THIS MONTH'S **PRIORITIES:**

-
-
-
-
-
-

THIS MONTH'S **NOTES:**

-
-
-
-
-

Month & Year _____

Appointments:	Monday	Tuesday	Wednesday
Treatments:			
Important dates:			

THIS MONTH'S **TRACKER:**

Symptoms:	1	2	3	4	5	6	7	8	9	10	11	12	13	14	15	16	17	18	19	20	21	22	23	24	25	26	27	28	29	30	31

Thursday	Friday	Saturday	Sunday

THIS MONTH'S **PRIORITIES:**

-
-
-
-
-
-

THIS MONTH'S **NOTES:**

-
-
-
-
-

Month & Year _____

Appointments:	Monday	Tuesday	Wednesday
Treatments:			
Important dates:			

THIS MONTH'S **TRACKER:**

Symptoms:	1	2	3	4	5	6	7	8	9	10	11	12	13	14	15	16	17	18	19	20	21	22	23	24	25	26	27	28	29	30	31

Thursday	Friday	Saturday	Sunday

THIS MONTH'S **PRIORITIES:**

-
-
-
-
-
-

THIS MONTH'S **NOTES:**

-
-
-
-
-

Month & Year _____

MONDAY

Mood:

TUESDAY

Mood:

WEDNESDAY

Mood:

THURSDAY

Mood:

FRIDAY

Mood:

SATURDAY

SUNDAY

Mood:

Mood:

THIS WEEK'S **APPOINTMENTS:**

-
-
-
-
-

THIS WEEK'S **TO-DO LIST:**

- ☐ _____
- ☐ _____
- ☐ _____
- ☐ _____
- ☐ _____

THIS WEEK'S **Symptom Tracker:**

Symptoms / Habit / Mood:	Mon	Tues	Wed	Thur	Fri	Sat	Sun

THIS WEEK'S **SMALL WINS :**

-
-
-

THIS WEEK'S **MEDICATIONS:**

	Morning:	Noon:	Evening:
Monday:			
Tuesday:			
Wednesday:			
Thursday:			
Friday:			
Saturday:			
Sunday:			

THIS WEEK'S **NOTES:**

_____
_____
_____
_____
_____

Month & Year _____

MONDAY

Mood:

TUESDAY

Mood:

WEDNESDAY

Mood:

THURSDAY

Mood:

FRIDAY

Mood:

SATURDAY

SUNDAY

Mood:

Mood:

THIS WEEK'S **APPOINTMENTS:**

-
-
-
-
-

THIS WEEK'S **TO-DO LIST:**

- ☐ _____
- ☐ _____
- ☐ _____
- ☐ _____
- ☐ _____

THIS WEEK'S Symptom Tracker:

Symptoms / Habit / Mood:	Mon	Tues	Wed	Thur	Fri	Sat	Sun

THIS WEEK'S SMALL WINS :

-
-
-

THIS WEEK'S **MEDICATIONS:**

	Morning:	Noon:	Evening:
Monday:			
Tuesday:			
Wednesday:			
Thursday:			
Friday:			
Saturday:			
Sunday:			

THIS WEEK'S **NOTES:**

_____
_____
_____
_____
_____

Month & Year _____

MONDAY

Mood:

TUESDAY

Mood:

WEDNESDAY

Mood:

THURSDAY

Mood:

FRIDAY

Mood:

SATURDAY

SUNDAY

Mood:

Mood:

THIS WEEK'S **APPOINTMENTS:**

-
-
-
-
-

THIS WEEK'S **TO-DO LIST:**

- ☐ _____
- ☐ _____
- ☐ _____
- ☐ _____
- ☐ _____

THIS WEEK'S **Symptom Tracker:**

Symptoms / Habit / Mood:	Mon	Tues	Wed	Thur	Fri	Sat	Sun

THIS WEEK'S **SMALL WINS :**

-
-
-

THIS WEEK'S **MEDICATIONS:**

	Morning:	Noon:	Evening:
Monday:			
Tuesday:			
Wednesday:			
Thursday:			
Friday:			
Saturday:			
Sunday:			

THIS WEEK'S **NOTES:**

_____
_____
_____
_____
_____

Month & Year _____

MONDAY

Mood:

TUESDAY

Mood:

WEDNESDAY

Mood:

THURSDAY

Mood:

FRIDAY

Mood:

SATURDAY

SUNDAY

Mood:

Mood:

THIS WEEK'S **APPOINTMENTS:**

-
-
-
-
-

THIS WEEK'S **TO-DO LIST:**

- ☐ _____
- ☐ _____
- ☐ _____
- ☐ _____
- ☐ _____

THIS WEEK'S **Symptom Tracker:**

Symptoms / Habit / Mood:	Mon	Tues	Wed	Thur	Fri	Sat	Sun

THIS WEEK'S **SMALL WINS :**

-
-
-

THIS WEEK'S **MEDICATIONS:**

	Morning:	Noon:	Evening:
Monday:			
Tuesday:			
Wednesday:			
Thursday:			
Friday:			
Saturday:			
Sunday:			

THIS WEEK'S **NOTES:**

_____
_____
_____
_____
_____

Month & Year _____

MONDAY

Mood:

TUESDAY

Mood:

WEDNESDAY

Mood:

THURSDAY

Mood:

FRIDAY

Mood:

SATURDAY

SUNDAY

Mood:

Mood:

THIS WEEK'S **APPOINTMENTS:**

-
-
-
-
-

THIS WEEK'S **TO-DO LIST:**

- ☐ _____
- ☐ _____
- ☐ _____
- ☐ _____
- ☐ _____

THIS WEEK'S **Symptom Tracker:**

Symptoms / Habit / Mood:	Mon	Tues	Wed	Thur	Fri	Sat	Sun

THIS WEEK'S **SMALL WINS :**

-
-
-

THIS WEEK'S **MEDICATIONS:**

	Morning:	Noon:	Evening:
Monday:			
Tuesday:			
Wednesday:			
Thursday:			
Friday:			
Saturday:			
Sunday:			

THIS WEEK'S **NOTES:**

_____
_____
_____
_____
_____

Month & Year _____

MONDAY

Mood:

TUESDAY

Mood:

WEDNESDAY

Mood:

THURSDAY

Mood:

FRIDAY

Mood:

SATURDAY

Mood:

SUNDAY

Mood:

THIS WEEK'S **APPOINTMENTS:**

-
-
-
-
-

THIS WEEK'S **TO-DO LIST:**

- ☐ _____
- ☐ _____
- ☐ _____
- ☐ _____
- ☐ _____

THIS WEEK'S **Symptom Tracker:**

Symptoms / Habit / Mood:	Mon	Tues	Wed	Thur	Fri	Sat	Sun

THIS WEEK'S **SMALL WINS :**

-
-
-

THIS WEEK'S **MEDICATIONS:**

	Morning:	Noon:	Evening:
Monday:			
Tuesday:			
Wednesday:			
Thursday:			
Friday:			
Saturday:			
Sunday:			

THIS WEEK'S **NOTES:**

_____
_____
_____
_____
_____
_____

Month & Year _____

☐ MONDAY	
	Mood:

☐ TUESDAY	
	Mood:

☐ WEDNESDAY	
	Mood:

☐ THURSDAY	
	Mood:

☐ FRIDAY	
	Mood:

☐ SATURDAY	☐ SUNDAY
Mood:	Mood:

THIS WEEK'S **APPOINTMENTS:**

-
-
-
-
-

THIS WEEK'S **TO-DO LIST:**

- ☐ _____
- ☐ _____
- ☐ _____
- ☐ _____
- ☐ _____

THIS WEEK'S **Symptom Tracker:**

Symptoms / Habit / Mood:	Mon	Tues	Wed	Thur	Fri	Sat	Sun

THIS WEEK'S **SMALL WINS :**

-
-
-

THIS WEEK'S **MEDICATIONS:**

	Morning:	Noon:	Evening:
Monday:			
Tuesday:			
Wednesday:			
Thursday:			
Friday:			
Saturday:			
Sunday:			

THIS WEEK'S **NOTES:**

_____
_____
_____
_____
_____

Month & Year _____

MONDAY

Mood:

TUESDAY

Mood:

WEDNESDAY

Mood:

THURSDAY

Mood:

FRIDAY

Mood:

SATURDAY   **SUNDAY**

Mood: Mood:

THIS WEEK'S **APPOINTMENTS:**

-
-
-
-
-

THIS WEEK'S **TO-DO LIST:**

- ☐ _____
- ☐ _____
- ☐ _____
- ☐ _____
- ☐ _____

THIS WEEK'S Symptom Tracker:

Symptoms / Habit / Mood:	Mon	Tues	Wed	Thur	Fri	Sat	Sun

THIS WEEK'S SMALL WINS :

-
-
-

THIS WEEK'S **MEDICATIONS:**

	Morning:	Noon:	Evening:
Monday:			
Tuesday:			
Wednesday:			
Thursday:			
Friday:			
Saturday:			
Sunday:			

THIS WEEK'S **NOTES:**

_____
_____
_____
_____
_____

Month & Year _____

MONDAY

Mood:

TUESDAY

Mood:

WEDNESDAY

Mood:

THURSDAY

Mood:

FRIDAY

Mood:

SATURDAY

Mood:

SUNDAY

Mood:

THIS WEEK'S APPOINTMENTS:

-
-
-
-
-

THIS WEEK'S TO-DO LIST:

- ☐ _____
- ☐ _____
- ☐ _____
- ☐ _____
- ☐ _____

THIS WEEK'S Symptom Tracker:

Symptoms / Habit / Mood:	Mon	Tues	Wed	Thur	Fri	Sat	Sun

THIS WEEK'S SMALL WINS :

-
-
-

THIS WEEK'S MEDICATIONS:

	Morning:	Noon:	Evening:
Monday:			
Tuesday:			
Wednesday:			
Thursday:			
Friday:			
Saturday:			
Sunday:			

THIS WEEK'S NOTES:

_____

_____

_____

_____

_____

Month & Year _____

MONDAY	
	Mood:

TUESDAY	
	Mood:

WEDNESDAY	
	Mood:

THURSDAY	
	Mood:

FRIDAY	
	Mood:

SATURDAY	SUNDAY
Mood:	Mood:

THIS WEEK'S APPOINTMENTS:

-
-
-
-
-

THIS WEEK'S TO-DO LIST:

- ☐ _____
- ☐ _____
- ☐ _____
- ☐ _____
- ☐ _____

THIS WEEK'S Symptom Tracker:

Symptoms / Habit / Mood:	Mon	Tues	Wed	Thur	Fri	Sat	Sun

THIS WEEK'S SMALL WINS :

-
-
-

THIS WEEK'S MEDICATIONS:

	Morning:	Noon:	Evening:
Monday:			
Tuesday:			
Wednesday:			
Thursday:			
Friday:			
Saturday:			
Sunday:			

THIS WEEK'S NOTES:

_____
_____
_____
_____
_____

Month & Year _____

MONDAY

Mood:

TUESDAY

Mood:

WEDNESDAY

Mood:

THURSDAY

Mood:

FRIDAY

Mood:

SATURDAY   **SUNDAY**

Mood: Mood:

THIS WEEK'S APPOINTMENTS:

-
-
-
-
-

THIS WEEK'S TO-DO LIST:

- [ ] _____
- [ ] _____
- [ ] _____
- [ ] _____
- [ ] _____

THIS WEEK'S Symptom Tracker:

Symptoms / Habit / Mood:	Mon	Tues	Wed	Thur	Fri	Sat	Sun

THIS WEEK'S SMALL WINS :

-
-
-

THIS WEEK'S MEDICATIONS:

	Morning:	Noon:	Evening:
Monday:			
Tuesday:			
Wednesday:			
Thursday:			
Friday:			
Saturday:			
Sunday:			

THIS WEEK'S NOTES:

_____

_____

_____

_____

_____

Month & Year _____

MONDAY

Mood:

TUESDAY

Mood:

WEDNESDAY

Mood:

THURSDAY

Mood:

FRIDAY

Mood:

SATURDAY

Mood:

SUNDAY

Mood:

THIS WEEK'S APPOINTMENTS:

-
-
-
-
-

THIS WEEK'S TO-DO LIST:

- ☐ _____
- ☐ _____
- ☐ _____
- ☐ _____
- ☐ _____

THIS WEEK'S Symptom Tracker:

Symptoms / Habit / Mood:	Mon	Tues	Wed	Thur	Fri	Sat	Sun

THIS WEEK'S SMALL WINS :

-
-
-

THIS WEEK'S MEDICATIONS:

	Morning:	Noon:	Evening:
Monday:			
Tuesday:			
Wednesday:			
Thursday:			
Friday:			
Saturday:			
Sunday:			

THIS WEEK'S NOTES:

_____
_____
_____
_____
_____
_____

Month & Year _____

MONDAY
Mood:

TUESDAY
Mood:

WEDNESDAY
Mood:

THURSDAY
Mood:

FRIDAY
Mood:

SATURDAY	SUNDAY
Mood:	Mood:

THIS WEEK'S **APPOINTMENTS:**

-
-
-
-
-

THIS WEEK'S **TO-DO LIST:**

- ☐ _____
- ☐ _____
- ☐ _____
- ☐ _____
- ☐ _____

THIS WEEK'S **Symptom Tracker:**

Symptoms / Habit / Mood:	Mon	Tues	Wed	Thur	Fri	Sat	Sun

THIS WEEK'S **SMALL WINS :**

-
-
-

THIS WEEK'S **MEDICATIONS:**

	Morning:	Noon:	Evening:
Monday:			
Tuesday:			
Wednesday:			
Thursday:			
Friday:			
Saturday:			
Sunday:			

THIS WEEK'S **NOTES:**

_____
_____
_____
_____
_____

Month & Year _____

MONDAY

Mood:

TUESDAY

Mood:

WEDNESDAY

Mood:

THURSDAY

Mood:

FRIDAY

Mood:

SATURDAY

SUNDAY

Mood:

Mood:

THIS WEEK'S **APPOINTMENTS:**

-
-
-
-
-

THIS WEEK'S **TO-DO LIST:**

- ☐ _____
- ☐ _____
- ☐ _____
- ☐ _____
- ☐ _____

THIS WEEK'S **Symptom Tracker:**

Symptoms / Habit / Mood:	Mon	Tues	Wed	Thur	Fri	Sat	Sun

THIS WEEK'S **SMALL WINS :**

-
-
-

THIS WEEK'S **MEDICATIONS:**

	Morning:	Noon:	Evening:
Monday:			
Tuesday:			
Wednesday:			
Thursday:			
Friday:			
Saturday:			
Sunday:			

THIS WEEK'S **NOTES:**

_____
_____
_____
_____
_____

Month & Year _____

MONDAY

Mood:

TUESDAY

Mood:

WEDNESDAY

Mood:

THURSDAY

Mood:

FRIDAY

Mood:

SATURDAY

SUNDAY

Mood:

Mood:

THIS WEEK'S **APPOINTMENTS:**

-
-
-
-
-

THIS WEEK'S **TO-DO LIST:**

- ☐ _____
- ☐ _____
- ☐ _____
- ☐ _____
- ☐ _____

THIS WEEK'S **Symptom Tracker:**

Symptoms / Habit / Mood:	Mon	Tues	Wed	Thur	Fri	Sat	Sun

THIS WEEK'S **SMALL WINS :**

-
-
-

THIS WEEK'S **MEDICATIONS:**

	Morning:	Noon:	Evening:
Monday:			
Tuesday:			
Wednesday:			
Thursday:			
Friday:			
Saturday:			
Sunday:			

THIS WEEK'S **NOTES:**

_____
_____
_____
_____
_____

Month & Year _____

MONDAY

Mood:

TUESDAY

Mood:

WEDNESDAY

Mood:

THURSDAY

Mood:

FRIDAY

Mood:

SATURDAY

SUNDAY

Mood:

Mood:

THIS WEEK'S **APPOINTMENTS:**

-
-
-
-
-

THIS WEEK'S **TO-DO LIST:**

- ☐ _____
- ☐ _____
- ☐ _____
- ☐ _____
- ☐ _____

THIS WEEK'S **Symptom Tracker:**

Symptoms / Habit / Mood:	Mon	Tues	Wed	Thur	Fri	Sat	Sun

THIS WEEK'S **SMALL WINS :**

-
-
-

THIS WEEK'S **MEDICATIONS:**

	Morning:	Noon:	Evening:
Monday:			
Tuesday:			
Wednesday:			
Thursday:			
Friday:			
Saturday:			
Sunday:			

THIS WEEK'S **NOTES:**

_____
_____
_____
_____
_____
_____

Month & Year _____

MONDAY

Mood:

TUESDAY

Mood:

WEDNESDAY

Mood:

THURSDAY

Mood:

FRIDAY

Mood:

SATURDAY   **SUNDAY**

Mood: Mood:

THIS WEEK'S APPOINTMENTS:

-
-
-
-
-

THIS WEEK'S TO-DO LIST:

- ☐ _____
- ☐ _____
- ☐ _____
- ☐ _____
- ☐ _____

THIS WEEK'S Symptom Tracker:

Symptoms / Habit / Mood:	Mon	Tues	Wed	Thur	Fri	Sat	Sun

THIS WEEK'S SMALL WINS :

-
-
-

THIS WEEK'S MEDICATIONS:

	Morning:	Noon:	Evening:
Monday:			
Tuesday:			
Wednesday:			
Thursday:			
Friday:			
Saturday:			
Sunday:			

THIS WEEK'S NOTES:

_____
_____
_____
_____
_____

Month & Year _____

MONDAY

Mood:

TUESDAY

Mood:

WEDNESDAY

Mood:

THURSDAY

Mood:

FRIDAY

Mood:

SATURDAY

SUNDAY

Mood:

Mood:

THIS WEEK'S **APPOINTMENTS:**

-
-
-
-
-

THIS WEEK'S **TO-DO LIST:**

- ☐ _____
- ☐ _____
- ☐ _____
- ☐ _____
- ☐ _____

THIS WEEK'S **Symptom Tracker:**

Symptoms / Habit / Mood:	Mon	Tues	Wed	Thur	Fri	Sat	Sun

THIS WEEK'S **SMALL WINS :**

-
-
-

THIS WEEK'S **MEDICATIONS:**

	Morning:	Noon:	Evening:
Monday:			
Tuesday:			
Wednesday:			
Thursday:			
Friday:			
Saturday:			
Sunday:			

THIS WEEK'S **NOTES:**

_____

_____

_____

_____

_____

_____

Month & Year _____

MONDAY	
	Mood:

TUESDAY	
	Mood:

WEDNESDAY	
	Mood:

THURSDAY	
	Mood:

FRIDAY	
	Mood:

SATURDAY		SUNDAY	
	Mood:		Mood:

THIS WEEK'S **APPOINTMENTS:**

-
-
-
-
-

THIS WEEK'S **TO-DO LIST:**

- ☐ _____
- ☐ _____
- ☐ _____
- ☐ _____
- ☐ _____

THIS WEEK'S **Symptom Tracker:**

Symptoms / Habit / Mood:	Mon	Tues	Wed	Thur	Fri	Sat	Sun

THIS WEEK'S **SMALL WINS :**

-
-
-

THIS WEEK'S **MEDICATIONS:**

	Morning:	Noon:	Evening:
Monday:			
Tuesday:			
Wednesday:			
Thursday:			
Friday:			
Saturday:			
Sunday:			

THIS WEEK'S **NOTES:**

_____
_____
_____
_____
_____

Month & Year _____

MONDAY

Mood:

TUESDAY

Mood:

WEDNESDAY

Mood:

THURSDAY

Mood:

FRIDAY

Mood:

SATURDAY

SUNDAY

Mood:

Mood:

THIS WEEK'S **APPOINTMENTS:**

-
-
-
-
-

THIS WEEK'S **TO-DO LIST:**

- ☐ _____
- ☐ _____
- ☐ _____
- ☐ _____
- ☐ _____

THIS WEEK'S **Symptom Tracker:**

Symptoms / Habit / Mood:	Mon	Tues	Wed	Thur	Fri	Sat	Sun

THIS WEEK'S SMALL WINS :

-
-
-

THIS WEEK'S **MEDICATIONS:**

	Morning:	Noon:	Evening:
Monday:			
Tuesday:			
Wednesday:			
Thursday:			
Friday:			
Saturday:			
Sunday:			

THIS WEEK'S **NOTES:**

_____

_____

_____

_____

_____

Month & Year _____

MONDAY

Mood:

TUESDAY

Mood:

WEDNESDAY

Mood:

THURSDAY

Mood:

FRIDAY

Mood:

SATURDAY

Mood:

SUNDAY

Mood:

THIS WEEK'S **APPOINTMENTS:**

-
-
-
-
-

THIS WEEK'S **TO-DO LIST:**

- ☐ _____
- ☐ _____
- ☐ _____
- ☐ _____
- ☐ _____

THIS WEEK'S **Symptom Tracker:**

Symptoms / Habit / Mood:	Mon	Tues	Wed	Thur	Fri	Sat	Sun

THIS WEEK'S **SMALL WINS :**

-
-
-

THIS WEEK'S **MEDICATIONS:**

	Morning:	Noon:	Evening:
Monday:			
Tuesday:			
Wednesday:			
Thursday:			
Friday:			
Saturday:			
Sunday:			

THIS WEEK'S **NOTES:**

_____
_____
_____
_____
_____
_____

Month & Year _____

MONDAY		
		Mood:

TUESDAY		
		Mood:

WEDNESDAY		
		Mood:

THURSDAY		
		Mood:

FRIDAY		
		Mood:

SATURDAY	SUNDAY
Mood:	Mood:

THIS WEEK'S **APPOINTMENTS:**

-
-
-
-
-

THIS WEEK'S **TO-DO LIST:**

- ☐ _____
- ☐ _____
- ☐ _____
- ☐ _____
- ☐ _____

THIS WEEK'S Symptom Tracker:

Symptoms / Habit / Mood:	Mon	Tues	Wed	Thur	Fri	Sat	Sun

THIS WEEK'S **SMALL WINS :**

-
-
-

THIS WEEK'S **MEDICATIONS:**

	Morning:	Noon:	Evening:
Monday:			
Tuesday:			
Wednesday:			
Thursday:			
Friday:			
Saturday:			
Sunday:			

THIS WEEK'S **NOTES:**

_____
_____
_____
_____
_____

Month & Year _____

MONDAY

Mood:

TUESDAY

Mood:

WEDNESDAY

Mood:

THURSDAY

Mood:

FRIDAY

Mood:

SATURDAY

SUNDAY

Mood:

Mood:

THIS WEEK'S **APPOINTMENTS:**

-
-
-
-
-

THIS WEEK'S **TO-DO LIST:**

- ☐ _____
- ☐ _____
- ☐ _____
- ☐ _____
- ☐ _____

THIS WEEK'S Symptom Tracker:

Symptoms / Habit / Mood:	Mon	Tues	Wed	Thur	Fri	Sat	Sun

THIS WEEK'S **SMALL WINS :**

-
-
-

THIS WEEK'S **MEDICATIONS:**

	Morning:	Noon:	Evening:
Monday:			
Tuesday:			
Wednesday:			
Thursday:			
Friday:			
Saturday:			
Sunday:			

THIS WEEK'S **NOTES:**

_____
_____
_____
_____
_____

Month & Year _____

MONDAY

Mood:

TUESDAY

Mood:

WEDNESDAY

Mood:

THURSDAY

Mood:

FRIDAY

Mood:

SATURDAY

SUNDAY

Mood:

Mood:

THIS WEEK'S **APPOINTMENTS:**

-
-
-
-
-

THIS WEEK'S **TO-DO LIST:**

- ☐ _____
- ☐ _____
- ☐ _____
- ☐ _____
- ☐ _____

THIS WEEK'S **Symptom Tracker:**

Symptoms / Habit / Mood:	Mon	Tues	Wed	Thur	Fri	Sat	Sun

THIS WEEK'S **SMALL WINS :**

-
-
-

THIS WEEK'S **MEDICATIONS:**

	Morning:	Noon:	Evening:
Monday:			
Tuesday:			
Wednesday:			
Thursday:			
Friday:			
Saturday:			
Sunday:			

THIS WEEK'S **NOTES:**

_____
_____
_____
_____
_____

Month & Year _____

MONDAY

Mood:

TUESDAY

Mood:

WEDNESDAY

Mood:

THURSDAY

Mood:

FRIDAY

Mood:

SATURDAY

SUNDAY

Mood:

Mood:

THIS WEEK'S **APPOINTMENTS:**

-
-
-
-
-

THIS WEEK'S **TO-DO LIST:**

- ☐ _____
- ☐ _____
- ☐ _____
- ☐ _____
- ☐ _____

THIS WEEK'S Symptom Tracker:

Symptoms / Habit / Mood:	Mon	Tues	Wed	Thur	Fri	Sat	Sun

THIS WEEK'S **SMALL WINS :**

-
-
-

THIS WEEK'S **MEDICATIONS:**

	Morning:	Noon:	Evening:
Monday:			
Tuesday:			
Wednesday:			
Thursday:			
Friday:			
Saturday:			
Sunday:			

THIS WEEK'S **NOTES:**

_____

_____

_____

_____

_____

Month & Year _____

MONDAY

Mood:

TUESDAY

Mood:

WEDNESDAY

Mood:

THURSDAY

Mood:

FRIDAY

Mood:

SATURDAY   **SUNDAY**

Mood: Mood:

THIS WEEK'S **APPOINTMENTS:**

-
-
-
-
-

THIS WEEK'S **TO-DO LIST:**

- ☐ _____
- ☐ _____
- ☐ _____
- ☐ _____
- ☐ _____

THIS WEEK'S Symptom Tracker:

Symptoms / Habit / Mood:	Mon	Tues	Wed	Thur	Fri	Sat	Sun

THIS WEEK'S SMALL WINS :

-
-
-

THIS WEEK'S **MEDICATIONS:**

	Morning:	Noon:	Evening:
Monday:			
Tuesday:			
Wednesday:			
Thursday:			
Friday:			
Saturday:			
Sunday:			

THIS WEEK'S **NOTES:**

_____
_____
_____
_____
_____

Month & Year _____

MONDAY

Mood:

TUESDAY

Mood:

WEDNESDAY

Mood:

THURSDAY

Mood:

FRIDAY

Mood:

SATURDAY   **SUNDAY**

Mood: Mood:

THIS WEEK'S **APPOINTMENTS:**

-
-
-
-
-

THIS WEEK'S **TO-DO LIST:**

- ☐ _____
- ☐ _____
- ☐ _____
- ☐ _____
- ☐ _____

THIS WEEK'S **Symptom Tracker:**

Symptoms / Habit / Mood:	Mon	Tues	Wed	Thur	Fri	Sat	Sun

THIS WEEK'S **SMALL WINS :**

-
-
-

THIS WEEK'S **MEDICATIONS:**

	Morning:	Noon:	Evening:
Monday:			
Tuesday:			
Wednesday:			
Thursday:			
Friday:			
Saturday:			
Sunday:			

THIS WEEK'S **NOTES:**

_____

_____

_____

_____

_____

Month & Year _____

MONDAY

Mood:

TUESDAY

Mood:

WEDNESDAY

Mood:

THURSDAY

Mood:

FRIDAY

Mood:

SATURDAY

SUNDAY

Mood:

Mood:

THIS WEEK'S **APPOINTMENTS:**

-
-
-
-
-

THIS WEEK'S **TO-DO LIST:**

- ☐ _____
- ☐ _____
- ☐ _____
- ☐ _____
- ☐ _____

THIS WEEK'S Symptom Tracker:

Symptoms / Habit / Mood:	Mon	Tues	Wed	Thur	Fri	Sat	Sun

THIS WEEK'S SMALL WINS :

-
-
-

THIS WEEK'S **MEDICATIONS:**

	Morning:	Noon:	Evening:
Monday:			
Tuesday:			
Wednesday:			
Thursday:			
Friday:			
Saturday:			
Sunday:			

THIS WEEK'S **NOTES:**

_____
_____
_____
_____
_____

Month & Year _____

MONDAY

Mood:

TUESDAY

Mood:

WEDNESDAY

Mood:

THURSDAY

Mood:

FRIDAY

Mood:

SATURDAY

SUNDAY

Mood:

Mood:

THIS WEEK'S **APPOINTMENTS:**

-
-
-
-
-

THIS WEEK'S **TO-DO LIST:**

- ☐ _____
- ☐ _____
- ☐ _____
- ☐ _____
- ☐ _____

THIS WEEK'S Symptom Tracker:

Symptoms / Habit / Mood:	Mon	Tues	Wed	Thur	Fri	Sat	Sun

THIS WEEK'S SMALL WINS :

-
-
-

THIS WEEK'S **MEDICATIONS:**

	Morning:	Noon:	Evening:
Monday:			
Tuesday:			
Wednesday:			
Thursday:			
Friday:			
Saturday:			
Sunday:			

THIS WEEK'S **NOTES:**

_____
_____
_____
_____
_____

Month & Year _____

MONDAY

Mood:

TUESDAY

Mood:

WEDNESDAY

Mood:

THURSDAY

Mood:

FRIDAY

Mood:

SATURDAY

SUNDAY

Mood:

Mood:

THIS WEEK'S **APPOINTMENTS:**

-
-
-
-
-

THIS WEEK'S **TO-DO LIST:**

- ☐ _____
- ☐ _____
- ☐ _____
- ☐ _____
- ☐ _____

THIS WEEK'S **Symptom Tracker:**

Symptoms / Habit / Mood:	Mon	Tues	Wed	Thur	Fri	Sat	Sun

THIS WEEK'S **SMALL WINS :**

-
-
-

THIS WEEK'S **MEDICATIONS:**

	Morning:	Noon:	Evening:
Monday:			
Tuesday:			
Wednesday:			
Thursday:			
Friday:			
Saturday:			
Sunday:			

THIS WEEK'S **NOTES:**

_____
_____
_____
_____
_____

Month & Year _____

MONDAY

Mood:

TUESDAY

Mood:

WEDNESDAY

Mood:

THURSDAY

Mood:

FRIDAY

Mood:

SATURDAY   **SUNDAY**

Mood: Mood:

THIS WEEK'S **APPOINTMENTS:**

-
-
-
-
-

THIS WEEK'S **TO-DO LIST:**

- ☐ _____
- ☐ _____
- ☐ _____
- ☐ _____
- ☐ _____

THIS WEEK'S Symptom Tracker:

Symptoms / Habit / Mood:	Mon	Tues	Wed	Thur	Fri	Sat	Sun

THIS WEEK'S **SMALL WINS :**

-
-
-

THIS WEEK'S **MEDICATIONS:**

	Morning:	Noon:	Evening:
Monday:			
Tuesday:			
Wednesday:			
Thursday:			
Friday:			
Saturday:			
Sunday:			

THIS WEEK'S **NOTES:**

_____
_____
_____
_____
_____

Month & Year _____

MONDAY	
	Mood:

TUESDAY	
	Mood:

WEDNESDAY	
	Mood:

THURSDAY	
	Mood:

FRIDAY	
	Mood:

SATURDAY	SUNDAY
Mood:	Mood:

THIS WEEK'S **APPOINTMENTS:**

-
-
-
-
-

THIS WEEK'S **TO-DO LIST:**

- ☐ _____
- ☐ _____
- ☐ _____
- ☐ _____
- ☐ _____

THIS WEEK'S Symptom Tracker:

Symptoms / Habit / Mood:	Mon	Tues	Wed	Thur	Fri	Sat	Sun

THIS WEEK'S SMALL WINS :

-
-
-

THIS WEEK'S **MEDICATIONS:**

	Morning:	Noon:	Evening:
Monday:			
Tuesday:			
Wednesday:			
Thursday:			
Friday:			
Saturday:			
Sunday:			

THIS WEEK'S **NOTES:**

_____
_____
_____
_____
_____

Month & Year _____

☐ **MONDAY**
Mood:

☐ **TUESDAY**
Mood:

☐ **WEDNESDAY**
Mood:

☐ **THURSDAY**
Mood:

☐ **FRIDAY**
Mood:

☐ **SATURDAY**	☐ **SUNDAY**
Mood:	Mood:

THIS WEEK'S APPOINTMENTS:

-
-
-
-
-

THIS WEEK'S TO-DO LIST:

- ☐ _____
- ☐ _____
- ☐ _____
- ☐ _____
- ☐ _____

THIS WEEK'S Symptom Tracker:

Symptoms / Habit / Mood:	Mon	Tues	Wed	Thur	Fri	Sat	Sun

THIS WEEK'S SMALL WINS :

-
-
-

THIS WEEK'S MEDICATIONS:

	Morning:	Noon:	Evening:
Monday:			
Tuesday:			
Wednesday:			
Thursday:			
Friday:			
Saturday:			
Sunday:			

THIS WEEK'S NOTES:

_____
_____
_____
_____
_____
_____

Month & Year _____

MONDAY

Mood:

TUESDAY

Mood:

WEDNESDAY

Mood:

THURSDAY

Mood:

FRIDAY

Mood:

SATURDAY

SUNDAY

Mood:

Mood:

THIS WEEK'S APPOINTMENTS:

-
-
-
-
-

THIS WEEK'S TO-DO LIST:

- [ ] _____
- [ ] _____
- [ ] _____
- [ ] _____
- [ ] _____

THIS WEEK'S Symptom Tracker:

Symptoms / Habit / Mood:	Mon	Tues	Wed	Thur	Fri	Sat	Sun

THIS WEEK'S SMALL WINS :

-
-
-

THIS WEEK'S MEDICATIONS:

	Morning:	Noon:	Evening:
Monday:			
Tuesday:			
Wednesday:			
Thursday:			
Friday:			
Saturday:			
Sunday:			

THIS WEEK'S NOTES:

_____
_____
_____
_____
_____

Month & Year _____

MONDAY

Mood:

TUESDAY

Mood:

WEDNESDAY

Mood:

THURSDAY

Mood:

FRIDAY

Mood:

SATURDAY

SUNDAY

Mood:

Mood:

THIS WEEK'S **APPOINTMENTS:**

-
-
-
-
-

THIS WEEK'S **TO-DO LIST:**

- ☐ _____
- ☐ _____
- ☐ _____
- ☐ _____
- ☐ _____

THIS WEEK'S Symptom Tracker:

Symptoms / Habit / Mood:	Mon	Tues	Wed	Thur	Fri	Sat	Sun

THIS WEEK'S **SMALL WINS :**

-
-
-

THIS WEEK'S **MEDICATIONS:**

	Morning:	Noon:	Evening:
Monday:			
Tuesday:			
Wednesday:			
Thursday:			
Friday:			
Saturday:			
Sunday:			

THIS WEEK'S **NOTES:**

_____
_____
_____
_____
_____

Month & Year _____

MONDAY

Mood:

TUESDAY

Mood:

WEDNESDAY

Mood:

THURSDAY

Mood:

FRIDAY

Mood:

SATURDAY

Mood:

SUNDAY

Mood:

THIS WEEK'S **APPOINTMENTS:**

-
-
-
-
-

THIS WEEK'S **TO-DO LIST:**

- [ ] _____
- [ ] _____
- [ ] _____
- [ ] _____
- [ ] _____

THIS WEEK'S Symptom Tracker:

Symptoms / Habit / Mood:	Mon	Tues	Wed	Thur	Fri	Sat	Sun

THIS WEEK'S **SMALL WINS :**

-
-
-

THIS WEEK'S **MEDICATIONS:**

	Morning:	Noon:	Evening:
Monday:			
Tuesday:			
Wednesday:			
Thursday:			
Friday:			
Saturday:			
Sunday:			

THIS WEEK'S **NOTES:**

_____
_____
_____
_____
_____

Month & Year _____

MONDAY

Mood:

TUESDAY

Mood:

WEDNESDAY

Mood:

THURSDAY

Mood:

FRIDAY

Mood:

SATURDAY

SUNDAY

Mood:

Mood:

THIS WEEK'S **APPOINTMENTS:**

-
-
-
-
-

THIS WEEK'S **TO-DO LIST:**

- ☐ _____
- ☐ _____
- ☐ _____
- ☐ _____
- ☐ _____

THIS WEEK'S Symptom Tracker:

Symptoms / Habit / Mood:	Mon	Tues	Wed	Thur	Fri	Sat	Sun

THIS WEEK'S SMALL WINS :

-
-
-

THIS WEEK'S **MEDICATIONS:**

	Morning:	Noon:	Evening:
Monday:			
Tuesday:			
Wednesday:			
Thursday:			
Friday:			
Saturday:			
Sunday:			

THIS WEEK'S **NOTES:**

_____
_____
_____
_____
_____

Month & Year _____

MONDAY

Mood:

TUESDAY

Mood:

WEDNESDAY

Mood:

THURSDAY

Mood:

FRIDAY

Mood:

SATURDAY   **SUNDAY**

Mood: Mood:

THIS WEEK'S **APPOINTMENTS:**

-
-
-
-
-

THIS WEEK'S **TO-DO LIST:**

- [ ] _____
- [ ] _____
- [ ] _____
- [ ] _____
- [ ] _____

THIS WEEK'S **Symptom Tracker:**

Symptoms / Habit / Mood:	Mon	Tues	Wed	Thur	Fri	Sat	Sun

THIS WEEK'S **SMALL WINS :**

-
-
-

THIS WEEK'S **MEDICATIONS:**

	Morning:	Noon:	Evening:
Monday:			
Tuesday:			
Wednesday:			
Thursday:			
Friday:			
Saturday:			
Sunday:			

THIS WEEK'S **NOTES:**

_____
_____
_____
_____
_____

Month & Year _____

MONDAY	
	Mood:

TUESDAY	
	Mood:

WEDNESDAY	
	Mood:

THURSDAY	
	Mood:

FRIDAY	
	Mood:

SATURDAY	SUNDAY
Mood:	Mood:

THIS WEEK'S **APPOINTMENTS:**

-
-
-
-
-

THIS WEEK'S **TO-DO LIST:**

- ☐ _____
- ☐ _____
- ☐ _____
- ☐ _____
- ☐ _____

THIS WEEK'S **Symptom Tracker:**

Symptoms / Habit / Mood:	Mon	Tues	Wed	Thur	Fri	Sat	Sun

THIS WEEK'S **SMALL WINS :**

-
-
-

THIS WEEK'S **MEDICATIONS:**

	Morning:	Noon:	Evening:
Monday:			
Tuesday:			
Wednesday:			
Thursday:			
Friday:			
Saturday:			
Sunday:			

THIS WEEK'S **NOTES:**

_____
_____
_____
_____
_____

Month & Year _____

MONDAY	
	Mood:

TUESDAY	
	Mood:

WEDNESDAY	
	Mood:

THURSDAY	
	Mood:

FRIDAY	
	Mood:

SATURDAY		SUNDAY	
	Mood:		Mood:

THIS WEEK'S **APPOINTMENTS:**

-
-
-
-
-

THIS WEEK'S **TO-DO LIST:**

- ☐ _____
- ☐ _____
- ☐ _____
- ☐ _____
- ☐ _____

THIS WEEK'S Symptom Tracker:

Symptoms / Habit / Mood:	Mon	Tues	Wed	Thur	Fri	Sat	Sun

THIS WEEK'S SMALL WINS :

-
-
-

THIS WEEK'S **MEDICATIONS:**

	Morning:	Noon:	Evening:
Monday:			
Tuesday:			
Wednesday:			
Thursday:			
Friday:			
Saturday:			
Sunday:			

THIS WEEK'S **NOTES:**

_____
_____
_____
_____
_____

Month & Year _____

	MONDAY	
		Mood:

	TUESDAY	
		Mood:

	WEDNESDAY	
		Mood:

	THURSDAY	
		Mood:

	FRIDAY	
		Mood:

	SATURDAY		SUNDAY	
		Mood:		Mood:

THIS WEEK'S **APPOINTMENTS:**

-
-
-
-
-

THIS WEEK'S **TO-DO LIST:**

- [ ] _____
- [ ] _____
- [ ] _____
- [ ] _____
- [ ] _____

THIS WEEK'S **Symptom Tracker:**

Symptoms / Habit / Mood:	Mon	Tues	Wed	Thur	Fri	Sat	Sun

THIS WEEK'S **SMALL WINS :**

-
-
-

THIS WEEK'S **MEDICATIONS:**

	Morning:	Noon:	Evening:
Monday:			
Tuesday:			
Wednesday:			
Thursday:			
Friday:			
Saturday:			
Sunday:			

THIS WEEK'S **NOTES:**

_____
_____
_____
_____
_____

Month & Year _____

MONDAY	
	Mood:

TUESDAY	
	Mood:

WEDNESDAY	
	Mood:

THURSDAY	
	Mood:

FRIDAY	
	Mood:

SATURDAY		SUNDAY	
	Mood:		Mood:

THIS WEEK'S **APPOINTMENTS:**

-
-
-
-
-

THIS WEEK'S **TO-DO LIST:**

- ☐ _____
- ☐ _____
- ☐ _____
- ☐ _____
- ☐ _____

THIS WEEK'S **Symptom Tracker:**

Symptoms / Habit / Mood:	Mon	Tues	Wed	Thur	Fri	Sat	Sun

THIS WEEK'S **SMALL WINS :**

-
-
-

THIS WEEK'S **MEDICATIONS:**

	Morning:	Noon:	Evening:
Monday:			
Tuesday:			
Wednesday:			
Thursday:			
Friday:			
Saturday:			
Sunday:			

THIS WEEK'S **NOTES:**

_____
_____
_____
_____
_____

Month & Year _____

MONDAY

Mood:

TUESDAY

Mood:

WEDNESDAY

Mood:

THURSDAY

Mood:

FRIDAY

Mood:

SATURDAY

SUNDAY

Mood:

Mood:

THIS WEEK'S **APPOINTMENTS:**

-
-
-
-
-

THIS WEEK'S **TO-DO LIST:**

- [ ] _____
- [ ] _____
- [ ] _____
- [ ] _____
- [ ] _____

THIS WEEK'S Symptom Tracker:

Symptoms / Habit / Mood:	Mon	Tues	Wed	Thur	Fri	Sat	Sun

THIS WEEK'S **SMALL WINS :**

-
-
-

THIS WEEK'S **MEDICATIONS:**

	Morning:	Noon:	Evening:
Monday:			
Tuesday:			
Wednesday:			
Thursday:			
Friday:			
Saturday:			
Sunday:			

THIS WEEK'S **NOTES:**

_____
_____
_____
_____
_____

Month & Year _____

MONDAY

Mood:

TUESDAY

Mood:

WEDNESDAY

Mood:

THURSDAY

Mood:

FRIDAY

Mood:

SATURDAY

SUNDAY

Mood:

Mood:

THIS WEEK'S **APPOINTMENTS:**

-
-
-
-
-

THIS WEEK'S **TO-DO LIST:**

- [ ] _____
- [ ] _____
- [ ] _____
- [ ] _____
- [ ] _____

THIS WEEK'S **Symptom Tracker:**

Symptoms / Habit / Mood:	Mon	Tues	Wed	Thur	Fri	Sat	Sun

THIS WEEK'S **SMALL WINS :**

-
-
-

THIS WEEK'S **MEDICATIONS:**

	Morning:	Noon:	Evening:
Monday:			
Tuesday:			
Wednesday:			
Thursday:			
Friday:			
Saturday:			
Sunday:			

THIS WEEK'S **NOTES:**

_____
_____
_____
_____
_____

Month & Year _____

☐ **MONDAY**

Mood:

☐ **TUESDAY**

Mood:

☐ **WEDNESDAY**

Mood:

☐ **THURSDAY**

Mood:

☐ **FRIDAY**

Mood:

☐ **SATURDAY**

Mood:

☐ **SUNDAY**

Mood:

THIS WEEK'S **APPOINTMENTS:**

-
-
-
-
-

THIS WEEK'S **TO-DO LIST:**

- ☐ _____
- ☐ _____
- ☐ _____
- ☐ _____
- ☐

THIS WEEK'S Symptom Tracker:

Symptoms / Habit / Mood:	Mon	Tues	Wed	Thur	Fri	Sat	Sun

THIS WEEK'S SMALL WINS :

-
-
-

THIS WEEK'S **MEDICATIONS:**

	Morning:	Noon:	Evening:
Monday:			
Tuesday:			
Wednesday:			
Thursday:			
Friday:			
Saturday:			
Sunday:			

THIS WEEK'S **NOTES:**

_____
_____
_____
_____
_____
_____

Month & Year _____

MONDAY

Mood:

TUESDAY

Mood:

WEDNESDAY

Mood:

THURSDAY

Mood:

FRIDAY

Mood:

SATURDAY

SUNDAY

Mood:

Mood:

THIS WEEK'S **APPOINTMENTS:**

-
-
-
-
-

THIS WEEK'S **TO-DO LIST:**

- [ ] _____
- [ ] _____
- [ ] _____
- [ ] _____
- [ ] _____

THIS WEEK'S Symptom Tracker:

Symptoms / Habit / Mood:	Mon	Tues	Wed	Thur	Fri	Sat	Sun

THIS WEEK'S SMALL WINS :

-
-
-

THIS WEEK'S **MEDICATIONS:**

	Morning:	Noon:	Evening:
Monday:			
Tuesday:			
Wednesday:			
Thursday:			
Friday:			
Saturday:			
Sunday:			

THIS WEEK'S **NOTES:**

_____
_____
_____
_____
_____

Month & Year _____

MONDAY

Mood:

TUESDAY

Mood:

WEDNESDAY

Mood:

THURSDAY

Mood:

FRIDAY

Mood:

SATURDAY

SUNDAY

Mood:

Mood:

THIS WEEK'S **APPOINTMENTS:**

-
-
-
-
-

THIS WEEK'S **TO-DO LIST:**

- ☐ _____
- ☐ _____
- ☐ _____
- ☐ _____
- ☐ _____

THIS WEEK'S Symptom Tracker:

Symptoms / Habit / Mood:	Mon	Tues	Wed	Thur	Fri	Sat	Sun

THIS WEEK'S **SMALL WINS :**

-
-
-

THIS WEEK'S **MEDICATIONS:**

	Morning:	Noon:	Evening:
Monday:			
Tuesday:			
Wednesday:			
Thursday:			
Friday:			
Saturday:			
Sunday:			

THIS WEEK'S **NOTES:**

_____

_____

_____

_____

_____

Month & Year _____

MONDAY	
	Mood:

TUESDAY	
	Mood:

WEDNESDAY	
	Mood:

THURSDAY	
	Mood:

FRIDAY	
	Mood:

SATURDAY		SUNDAY	
	Mood:		Mood:

THIS WEEK'S **APPOINTMENTS:**

-
-
-
-
-

THIS WEEK'S **TO-DO LIST:**

- [ ] _____
- [ ] _____
- [ ] _____
- [ ] _____
- [ ] _____

THIS WEEK'S **Symptom Tracker:**

Symptoms / Habit / Mood:	Mon	Tues	Wed	Thur	Fri	Sat	Sun

THIS WEEK'S **SMALL WINS :**

-
-
-

THIS WEEK'S **MEDICATIONS:**

	Morning:	Noon:	Evening:
Monday:			
Tuesday:			
Wednesday:			
Thursday:			
Friday:			
Saturday:			
Sunday:			

THIS WEEK'S **NOTES:**

_____
_____
_____
_____
_____

Month & Year _____

MONDAY	
	Mood:

TUESDAY	
	Mood:

WEDNESDAY	
	Mood:

THURSDAY	
	Mood:

FRIDAY	
	Mood:

SATURDAY		SUNDAY	
	Mood:		Mood:

THIS WEEK'S **APPOINTMENTS:**

-
-
-
-
-

THIS WEEK'S **TO-DO LIST:**

- ☐ _____
- ☐ _____
- ☐ _____
- ☐ _____
- ☐ _____

THIS WEEK'S **Symptom Tracker:**

Symptoms / Habit / Mood:	Mon	Tues	Wed	Thur	Fri	Sat	Sun

THIS WEEK'S **SMALL WINS :**

-
-
-

THIS WEEK'S **MEDICATIONS:**

	Morning:	Noon:	Evening:
Monday:			
Tuesday:			
Wednesday:			
Thursday:			
Friday:			
Saturday:			
Sunday:			

THIS WEEK'S **NOTES:**

_____
_____
_____
_____
_____

Month & Year _____

☐ **MONDAY**

| | Mood: |

☐ **TUESDAY**

| | Mood: |

☐ **WEDNESDAY**

| | Mood: |

☐ **THURSDAY**

| | Mood: |

☐ **FRIDAY**

| | Mood: |

☐ **SATURDAY**	☐ **SUNDAY**
Mood:	Mood:

THIS WEEK'S **APPOINTMENTS:**

-
-
-
-
-

THIS WEEK'S **TO-DO LIST:**

- ☐ _____
- ☐ _____
- ☐ _____
- ☐ _____
- ☐ _____

THIS WEEK'S Symptom Tracker:

Symptoms / Habit / Mood:	Mon	Tues	Wed	Thur	Fri	Sat	Sun

THIS WEEK'S SMALL WINS :

-
-
-

THIS WEEK'S **MEDICATIONS:**

	Morning:	Noon:	Evening:
Monday:			
Tuesday:			
Wednesday:			
Thursday:			
Friday:			
Saturday:			
Sunday:			

THIS WEEK'S **NOTES:**

_____
_____
_____
_____
_____
_____

Month & Year _____

MONDAY

Mood:

TUESDAY

Mood:

WEDNESDAY

Mood:

THURSDAY

Mood:

FRIDAY

Mood:

SATURDAY

SUNDAY

Mood:

Mood:

THIS WEEK'S **APPOINTMENTS:**

-
-
-
-
-

THIS WEEK'S **TO-DO LIST:**

- ☐ _____
- ☐ _____
- ☐ _____
- ☐ _____
- ☐

THIS WEEK'S **Symptom Tracker:**

Symptoms / Habit / Mood:	Mon	Tues	Wed	Thur	Fri	Sat	Sun

THIS WEEK'S **SMALL WINS :**

-
-
-

THIS WEEK'S **MEDICATIONS:**

	Morning:	Noon:	Evening:
Monday:			
Tuesday:			
Wednesday:			
Thursday:			
Friday:			
Saturday:			
Sunday:			

THIS WEEK'S **NOTES:**

_____
_____
_____
_____
_____

Month & Year _____

MONDAY

Mood:

TUESDAY

Mood:

WEDNESDAY

Mood:

THURSDAY

Mood:

FRIDAY

Mood:

SATURDAY

SUNDAY

Mood:

Mood:

THIS WEEK'S APPOINTMENTS:

-
-
-
-
-

THIS WEEK'S TO-DO LIST:

- ☐ _____
- ☐ _____
- ☐ _____
- ☐ _____
- ☐ _____

THIS WEEK'S Symptom Tracker:

Symptoms / Habit / Mood:	Mon	Tues	Wed	Thur	Fri	Sat	Sun

THIS WEEK'S SMALL WINS :

-
-
-

THIS WEEK'S MEDICATIONS:

	Morning:	Noon:	Evening:
Monday:			
Tuesday:			
Wednesday:			
Thursday:			
Friday:			
Saturday:			
Sunday:			

THIS WEEK'S NOTES:

_____
_____
_____
_____
_____

Month & Year _____

MONDAY

Mood:

TUESDAY

Mood:

WEDNESDAY

Mood:

THURSDAY

Mood:

FRIDAY

Mood:

SATURDAY

SUNDAY

Mood:

Mood:

THIS WEEK'S **APPOINTMENTS:**

-
-
-
-
-

THIS WEEK'S **TO-DO LIST:**

- [ ] _____
- [ ] _____
- [ ] _____
- [ ] _____
- [ ] _____

THIS WEEK'S Symptom Tracker:

Symptoms / Habit / Mood:	Mon	Tues	Wed	Thur	Fri	Sat	Sun

THIS WEEK'S SMALL WINS :

-
-
-

THIS WEEK'S **MEDICATIONS:**

	Morning:	Noon:	Evening:
Monday:			
Tuesday:			
Wednesday:			
Thursday:			
Friday:			
Saturday:			
Sunday:			

THIS WEEK'S **NOTES:**

_____
_____
_____
_____
_____

~ TEST RESULTS ~

Date:	Location:
Test/procedure:	Requested by:
Results:	

Date:	Location:
Test/procedure:	Requested by:
Results:	

Date:	Location:
Test/procedure:	Requested by:
Results:	

Date:	Location:
Test/procedure:	Requested by:
Results:	

Date:	Location:
Test/procedure:	Requested by:
Results:	

~ TEST RESULTS ~

Date:	Location:
Test/procedure:	Requested by:
Results:	

Date:	Location:
Test/procedure:	Requested by:
Results:	

Date:	Location:
Test/procedure:	Requested by:
Results:	

Date:	Location:
Test/procedure:	Requested by:
Results:	

Date:	Location:
Test/procedure:	Requested by:
Results:	

~ Medications ~

Date:	Dose:	Time taken:	Prescribed by:	Use:

~ Medications ~

Date:	Dose:	Time taken:	Prescribed by:	Use:

~ IMPORTANT CONTACTS ~

Name: | **Role:**
Phone: | **Email:**
Additional Info:

Name: | **Role:**
Phone: | **Email:**
Additional Info:

Name: | **Role:**
Phone: | **Email:**
Additional Info:

Name: | **Role:**
Phone: | **Email:**
Additional Info:

Name: | **Role:**
Phone: | **Email:**
Additional Info:

~ IMPORTANT CONTACTS ~

Name:	Role:
Phone:	Email:
Additional Info:	

Name:	Role:
Phone:	Email:
Additional Info:	

Name:	Role:
Phone:	Email:
Additional Info:	

Name:	Role:
Phone:	Email:
Additional Info:	

Name:	Role:
Phone:	Email:
Additional Info:	

~ HOSPITAL BAG CHECKLIST ~

Item:	✔	Item:	✔
Clothing:		**Toiletries**	
Pyjamas (PICC line accessible)		Tooth brush, toothpaste & mouth-wash	
Tracksuit bottoms/ leggings		Shower Sleeve (For PICC line/cannula)	
T-shirts		Face Cloth	
Underwear		Face Wash	
Socks		Moisturiser	
Slippers		Loofa/Sponge	
Night Gown		Lip Balm	
Hoodie		Sleep Mask	
Blanket		Ear Plugs	
		Lavender Pillow Spray	
Other:			
Earphones			
Charger			
Laptop/Tablet			
Books			
Notebook			
Pens			
Photos			
Games			
Portable charger/power			
Snacks			

~ Self Care Ideas ~

Have a bubble bath	Go for a coffee with a friend
Call or text a friend	Watch the sunset/sunrise
Light your favourite Candle	Cuddle with a pet
Listen to your favourite music/podcast	Order in / cook your favourite meal
Paint your nails/do your makeup	Write down 5 things your grateful for / small wins
Read a book while curled up in bed	Draw/doodle/colour/paint/ knit/crochet be creative
Do something you loved as a child	Do 5 minutes of deep breathing exercises
Bake some tasty treats	Put on a face mask and relax
Watch your favourite childhood movie	Keep a list of all the great things people have said about you to read on tough
Get an early night	Get a massage or manicure
Journaling / scrapbooking	Make a card for someone
Go for a walk/ sit out in the garden	Play a board game with friends/family
Write a thank you letter/	Buy yourself flowers

~ Glossary of Terms ~

Biopsy	Removal of a small section of tissue or a tumour to be analysed, to obtain a diagnosis.
Haematology	The study and treatment of blood and blood tissues (including bone marrow).
Medical Imaging	X-ray, CT, PET, MRI or Ultrasound imaging of the body.
Benign	Not spreading, usually milder disease.
Malignant	Cancerous - Cancer cells are dividing. Tumour is growing.
Staging	Characterisation of the disease by how far it has spread.
Prognosis	Expected outcome of the disease, and it's treatment.
Remission	No evidence of cancer, using the available investigations.
Relapse	When disease reoccurs after a period of remission.
Refractory	When disease is resistant to a particular treatment.
Restaging	Where patient is staged again after a period of treatment.
Follow-Up	Visits / check-up with your oncologist post-treatment.
Curative Treatment	Treatment to destroy and cure the cancer.
Palliative Treatment	Treatment which relieves the symptoms and pain.
Radiotherapy	Use of radiation to kill cancer cells.
Chemotherapy	Use of medication to kill cancer cells. May be given into a vein - Intra-venously (IV), into muscle—Intramuscular (IM), Orally—by mouth, Injection under the skin—Sub-cutaniously (SC), Into spinal fluid (intrathecal).
Stem Cell Transplant	Bone Marrow is destroyed by high dose chemotherapy/ radiotherapy, to kill cancer cells. Healthy matching stem cells are transplanted into the patient to restore the bone marrow. Can be Allogenic (donor) or Autogenic (from self)
Immunotherapy	Drugs which encourage your immune system to kill cancer
Acute	Transient, symptoms/ side effects are of short duration
Chronic	Long lasting, symptoms/ side effects are of long duration
Neutropenia	Low levels of neutrophils—A type of white blood cell
Late Effects	Delayed effects of treatment which may occur months or years later

~ Notes ~

~ Notes ~

~ Notes ~

~ Notes ~

~ Notes ~